解密
强直性脊柱炎

主编 刘慧

疼痛防治靠自己百问丛书

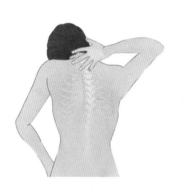

清华大学出版社
北京

图书在版编目（CIP）数据

解密·强直性脊柱炎 / 刘慧主编 . — 北京：清华大学出版社，2020.6（2024.9重印）
（疼痛防治靠自己百问丛书）
ISBN 978-7-302-54631-3

Ⅰ . ①解… Ⅱ . ①刘… Ⅲ . ①脊椎炎 - 防治 - 问题解答
Ⅳ . ① R593.23-44

中国版本图书馆 CIP 数据核字（2019）第 292835 号

责任编辑： 肖　军
封面设计： 罗超霖
责任校对： 刘玉霞
责任印制： 丛怀宇

出版发行： 清华大学出版社
　　　　　网　　址： https://www.tup.com.cn, https://www.wqxuetang.com
　　　　　地　　址： 北京清华大学学研大厦 A 座　　**邮　编：** 100084
　　　　　社 总 机： 010-83470000　　　　　　　　　**邮　购：** 010-62786544
　　　　　投稿与读者服务： 010-62776969，cservice@tup.tsinghua.edu.cn
　　　　　质量反馈： 010-62772015，zhiliang@tup.tsinghua.edu.cn
印 装 者： 北京博海升彩色印刷有限公司
经　　销： 全国新华书店
开　　本： 127mm × 185mm　　　**印　张：** 4　　**字　数：** 54 千字
版　　次： 2020 年 6 月第 1 版　　**印　次：** 2024 年 9 月第 4 次印刷
定　　价： 35.00 元

产品编号：084325-01

"疼痛防治靠自己百问丛书"编委会

编　委（按姓氏拼音排序）

冯　艺	冯智英	傅志俭	郭晓丽	韩冲芳
李　毓	李亦梅	刘　慧	刘红兵	卢振和
陆丽娟	申　文	史可梅	石　英	司马蕾
王　林	王清秀	王　霞	王小平	王晓英
王云霞	吴玉莲	徐　风	严　敏	杨晓秋
于灵芝	张　京	张小梅	赵　英	

总审委员会

冯　艺	傅志俭	卢振和	刘　慧	王　林

编者名单

主　审

卢振和

主　编

刘　慧

副主编

肖　红　叶　菱

编　者

宋　莉　银　燕

主 编 简 介

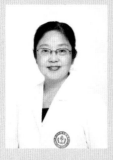

刘慧 主任医师，教授，硕士研究生导师，四川大学华西医院疼痛科主任兼麻醉科副主任。社会兼职：中国医师协会疼痛科医师分会副会长，中华医学会疼痛学分会常务委员，四川省医学会疼痛学分会主任委员，中国女医师协会疼痛专业委员会副会长，四川省医师协会疼痛科医师分会会长，卫生部及四川省医疗事故鉴定专家，国际疼痛学会（IASP）会员。《中国疼痛医学杂志》常务编委，《中华疼痛学杂志》副主编，《华西医学》杂志编委。

擅长各种急慢性疼痛的诊断和治疗，尤其是微创介入诊治疼痛技术；率先开展超声技术在疼痛治疗领域的应用并完成系列研究，处于国内领先水平。建立和开展无痛医院建设，提高学科地位及医疗舒适度和满意度。

疼痛是一种看不见的酷刑，慢性疼痛更折磨人。疼痛是组织损伤导致感觉神经系统产生的异常信号，请不要忽略它以免铸成大祸。

疼痛会夺去人们的生活乐趣，更重要的是，疼痛会使精神、血压、血糖、免疫力等发生紊乱，引发或加重身体的其他疾病，医学上将疼痛反复发作或持续一个月以上归为慢性疼痛。卫生部在2007年颁布文件：要求有条件的医疗机构成立"疼痛科"，并组织和要求疼痛科的医师团队全力诊疗和研究慢性疼痛。疼痛科医师专注于为民除痛，应用多种技术治疗手段，使很多慢性疼痛得到缓解，疗效得以突破，进而使患者生活质量明显提高。

医师与病友是同一战壕的战友，疼痛是我们的共同敌人，知己知彼才能获胜。医师很想详细谈谈疼痛的防治，病友及家属们更想知道这疼痛是怎么回事、该如何治疗、如何降服疼痛恶魔。毕竟，在生命的旅程中身体这部机器发生了故障，医师能帮您将故障清理，而在继续前行中，如何避免或少出问题，还得靠自己的维护和保养！

在中华医学会疼痛学分会和中国医师协会疼痛科医师分会的支持鼓励下，在中国女医师协会的重视和领导下，中国女医师协会疼痛专业委员会组织了女医师协会的专家和学者编写了这套"疼痛防治靠自己百问丛书"，疼痛医学泰斗韩济生院士建议书名用"解密"来描述这些疼痛，来满足社会公众对疼痛的关注度；达到世界卫生组织提出的"要求无痛是人的基本权利"的目标落实国家《"健康中国 2030"规划纲要》战略部署。

我们为每种疼痛编写一个分册，每册一百多个问题，书中编者用通俗易懂的语言描述疼痛的原理、诊断、治疗、预防等知识，希望通过阅读本书，增强病友们战胜病痛的信心，以致更好、更快地恢复健康。我们在每本书后附上一些热心公益活动的疼痛专业委员会女医师姓名和医院地址，希望能更好地帮助病友。鉴于医学知识更新速度快，对一些问题的看法和处理也难免有所不同，如果您发现本书中未讲清楚的问题请咨询您的主治医师。

中国女医师协会疼痛专业委员会主任委员

卢振和

2019 年 9 月 20 日

前言

在人的有限生命长河中，人们追求和希望高质量的生活，希望生命如鲜花般灿烂。然而有一种疾病被医疗界称之为"不死的癌症"——强直性脊柱炎，作为一种自身免疫性疾病，它不仅因顽固性的疼痛给患者带来躯体和精神的痛苦，而且生活质量会受到严重的影响，使患者痛苦不堪，使年轻的生命枯萎，由于晚期的脊柱僵硬和强直，使患者形同"折刀人"。国内外许多名人也饱受该病的痛苦和折磨，该病也会给社会及患者家庭带来极大的经济与医疗负担。

中国女医师协会疼痛专业委员会为了帮助广大疼痛患者能更好地了解疼痛并最终战胜病痛，组织全国一流医院疼痛科女医师编写了"疼痛防治靠自己百问丛书"，本书《解密·强直性脊柱炎》亦为此系列丛书之一册。医者仁心，我们真心希望：能从强直性脊柱炎患者及家属的视角出发，就大家所关心的强直性脊柱炎的若干问题，集我院疼痛科全体女医师的爱心与智慧，从疾病的认识、诊断、治疗以及预防与康复等四个方面，对强直性脊柱炎这一困惑医患双方的医学难题尽可能地给予简明扼要、通俗易懂的解答。希望本书能对您有所帮助。但因水平所限，时间仓促，谬误与不当之处在所难免，在此恳请广大读者朋友予以指正。

真诚祝愿亲爱的兄弟姐妹们都能与我们一起，共创共享美好的"无痛人生"！

刘 慧

2019 年 10 月

目录

认 识 篇

1. 什么是强直性脊柱炎? ································· 3

2. 强直性脊柱炎名称是怎么来的? ··············· 4

3. 我国强直性脊柱炎的发病及流行情况如何? ···· 5

4. 强直性脊柱炎的发病原因是什么? ············· 6

5. 强直性脊柱炎与性别有关吗? ··················· 7

6. 强直性脊柱炎男女患者有何区别? ············· 8

7. 为什么强直性脊柱炎好发于青年男性? ········ 9

8. 强直性脊柱炎发病相关的 HLA-B27 与种族
   有关吗? ··· 10

9. 强直性脊柱炎会遗传吗? ······················ 10

10. 强直性脊柱炎会传染吗? ····················· 11

11. 强直性脊柱炎与职业有关吗? ················ 11

12. 强直性脊柱炎与季节有关吗? ················ 11

13. 强直性脊柱炎与怀孕和生孩子有关吗? ……… 12

14. 强直性脊柱炎患者为什么会出现"驼背"

"罗锅"? ……………………………………… 13

诊　断　篇

15. 什么是血清阴性脊柱关节炎? ………………… 17

16. 强直性脊柱炎早期有哪些临床表现? ………… 18

17. 强直性脊柱炎常累及哪些器官? ……………… 18

18. 强直性脊柱炎患者的腰骶部疼痛有什么特点? … 19

19. 什么叫 C 反应蛋白? 临床意义是什么? ……… 20

20. 强直性脊柱炎患者的早期临床表现有哪些? … 21

21. 强直性脊柱炎患者为什么会晨僵? …………… 22

22. 晨僵有什么临床意义? ………………………… 23

23. 强直性脊柱炎常累及哪些骨关节? …………… 24

24. 强直性脊柱炎患者晚期脊椎为什么会发生

竹节样变? ……………………………………… 25

25. 强直性脊柱炎会累及髋关节吗? ……………… 26

26. 强直性脊柱炎患者如何保护髋关节? ………… 27

27. 强直性脊柱炎为什么侵犯骶髂关节? ………… 28

28. 强直性脊柱炎患者四肢关节受累后
    有什么特点? ……………………………… 29

29. 强直性脊柱炎患者有足跟痛吗? ………… 30

30. 强直性脊柱炎除了关节症状外,还有哪些
    临床表现? ……………………………… 30

31. 强直性脊柱炎患者会出现骨质疏松吗? ……… 32

32. 强直性脊柱炎患者容易得骨质疏松症吗? …… 33

33. 强直性脊柱炎患者会合并血栓性脉管炎吗? … 33

34. 强直性脊柱炎患者可合并耳损害吗? ……… 34

35. 为什么强直性脊柱炎容易致残? ………… 34

36. 强直性脊柱炎患者应做哪些体格检查? ……… 35

37. 强直性脊柱炎患者骶髂关节的体格检查
    包括哪些? ……………………………… 35

38. 强直性脊柱炎患者肌腱附着点炎的体格检查
    包括哪些? ……………………………… 36

39. 强直性脊柱炎患者脊柱和胸廓的体格检查
    包括哪些? ……………………………… 36

40. 强直性脊柱炎患者必须拍骶髂关节
    X 线片吗? ……………………………… 38

41. 骶髂关节炎 X 线改变如何分级？ ················ 39

42. 典型的骶髂关节炎 CT 表现是什么？ ·········· 40

43. 骶髂关节炎什么时候需用磁共振检查？ ······· 41

44. 什么是 HLA-B27？ ······························· 42

45. 如何正确认识 HLB-27 阳性和强直性脊柱炎
   诊断的关系？ ································· 43

46. 与强直性脊柱炎发病相关的 HLA-B27 亚型
   有哪些？有无种族差异？ ················ 44

47. HLB-27 阳性就是强直性脊柱炎吗？ ·········· 45

48. HLA-B27 对诊断强直性脊柱炎有什么作用？ ··· 46

49. HLA-B27 阳性和阴性的强直性脊柱炎患者在
   临床上有什么不同？ ···················· 47

50. 强直性脊柱炎的 X 线表现有哪些？ ·········· 48

51. 强直性脊柱炎的骶髂关节 MRI 有什么特点？ ··· 49

52. 骶髂关节炎的 MRI 怎么分级？ ··············· 50

53. 强直性脊柱炎的罗马诊断标准是什么？ ········ 51

54. 什么是纽约诊断标准？ ······················ 52

55. 什么是修订的纽约标准？ ··················· 53

56. 什么是欧洲脊柱关节病研究组强直性脊柱炎的
　　标准？ ………………………………………… 54

57. 我国强直性脊柱炎的诊断标准是什么？ ……… 54

58. 强直性脊柱炎目前能早期诊断吗？ …………… 56

治　疗　篇

59. 为什么强直性脊柱炎要早期治疗？ …………… 59

60. 强直性脊柱炎患者如何科学服药？ …………… 60

61. CRP 高对强直性脊柱炎诊断和治疗有什么
　　意义？ ………………………………………… 61

62. ESR 是什么？ ………………………………… 61

63. 类风湿因子需要检查吗？ ……………………… 62

64. 强直性脊柱炎需要定期复查血常规吗？ ……… 62

65. 强直性脊柱炎患者为什么要进行尿常规
　　检查？ ………………………………………… 63

66. 血小板活化功能对评估强直性脊柱炎治疗效果
　　有意义吗？ …………………………………… 64

67. 强直性脊柱炎患者为什么需要查肿瘤坏死因子
　　（TNF-α）？ …………………………………… 65

68. 强直性脊柱炎患者的血清免疫球蛋白情况如何？ ························· 65

69. 治疗强直性脊柱炎的目标是什么？ ·············· 66

70. 目前治疗强直性脊柱炎有哪些常用药物？ ····· 67

71. 糖皮质激素在哪些情况下用于治疗强直性脊柱炎？ ······························· 68

72. 非甾体消炎镇痛药有什么作用？ ·············· 69

73. 长期使用非甾体消炎镇痛药的不良反应有哪些？ ···························· 70

74. 如何减轻非甾体消炎镇痛药的胃肠道损害？ ··· 71

75. 柳氮磺吡啶的药理作用是什么？ ·············· 72

76. 哪些患者不能服用柳氮磺吡啶？ ·············· 73

77. 柳氮磺吡啶的不良反应有哪些？ ·············· 74

78. 强直性脊柱炎可以进行推拿、理疗吗？ ········ 75

79. 是否还有其他无创治疗强直性脊柱炎的方法？ ···························· 75

80. 强直性脊柱炎可以进行局部注射吗？ ·········· 76

81. 冲击波可以缓解强直性脊柱炎的症状吗？ ····· 77

82. 电动深层肌肉刺激仪可以治疗强直性

脊柱炎吗？ ································· 78

83. 强直性脊柱炎引起的腰骶部软组织疼痛

如何治疗？ ································· 79

84. 关节腔注射以及神经阻滞后腰骶部疼痛仍持续

存在，是否还有其他办法？ ·········· 79

85. 强直性脊柱炎需要外科手术吗？ ········· 80

86. 哪些情况下考虑手术治疗？ ··········· 80

87. 强直性脊柱炎的手术方法有哪些？ ········ 81

88. 强直性脊柱炎治疗有突破吗？有什么最新

研究进展？ ································· 82

89. 强直性脊柱炎的治疗达到怎样的目标？ ······ 83

90. 强直性脊柱炎的预后如何？ ··········· 83

91. 哪些因素影响强直性脊柱炎的预后？ ········ 84

康复与预防篇

92. 强直性脊柱炎炎性期控制后，还需要注意

哪些问题？ ································· 87

93. 强直性脊柱炎是否能够预防？ ··········· 88

94. 强直性脊柱炎缓解期应该注意什么？ ············ 89

95. 强直性脊柱炎注意哪些休息方式？ ·············· 90

96. 强直性脊柱炎饮食有什么注意的？ ·············· 91

97. 强直性脊柱炎能根治吗？ ····················· 92

98. 强直性脊柱炎治疗的非药物治疗包括哪些？ ···· 93

99. 强直性脊柱炎患者应做扩胸运动吗？ ············ 94

附　录

典型病例 ··101

全国疼痛科女医师帮助您 ····························106

认 识 篇

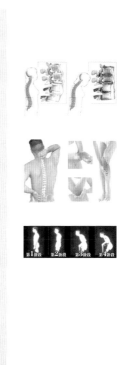

1 什么是强直性脊柱炎?

强直性脊柱炎(ankylosing spondylitis,AS)是一种血清类风湿因子呈阴性的脊柱关节病,病因目前尚未明析。腰骶部疼痛是这种病最常见的表现。病变部位主要在骶髂关节及脊柱,引起脊柱强直和纤维化,造成弯腰、行走活动受限,并有不同程度的眼、肺、心血管、肾等多个器官的损害。其病理过程伴有自身免疫功能紊乱,所以又属于自身免疫性疾病。

强直性脊柱炎的表现形式多种多样,极易误诊,如果延误治疗或治疗不当,可造成终身残疾,丧失劳动力。因此要及时到正规医院就诊,做到早诊早治,最大限度降低致残率,提高生活质量。

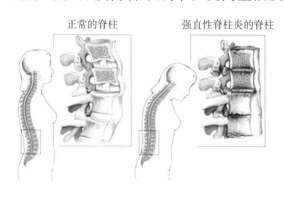

正常的脊柱　　　　　强直性脊柱炎的脊柱

2 强直性脊柱炎名称是怎么来的?

由于强直性脊柱炎临床表现的多样性和过去对本病认识的局限性,国内外均曾有许多不同的名称。1895 年国外提出"类风湿关节炎"的病名后,人们曾把各种疾病表现出的关节炎都当作是类风湿关节炎的变异型,因此强直性脊柱炎称为"中枢性类风湿""中心型类风湿""类风湿脊柱炎""变型性脊柱炎""骨化性骨盆部脊柱炎""青春期脊柱炎"等。当作为类风湿关节炎的重要诊断因子——类风湿因子发现后,又根据血清中类风湿因子是不是阳性,将类风湿关节炎分为血清阳性和血清阴性两大类。所谓"血清阴性关节炎"是指类风湿因子阴性而言。1963 年美国风湿病学会将"类风湿脊柱炎"改为"强直性脊柱炎"。

3 我国强直性脊柱炎的发病及流行情况如何?

1984 年张乃峥教授进行的类风湿关节炎（RA）、强直性脊柱炎（AS）及系统性红斑狼疮（SLE）的调查，证实我国南方和北方 RA、AS 患病率相近（AS 患病率为 0.3%，RA 患病率为 0.5%），发现我国北方人群风湿病发病率明显高于南方。

4 强直性脊柱炎的发病原因是什么?

发病原因除与家族遗传因素密切相关外,与下列诱发因素密切相关:

1)感染因素。

① 与肠道感染有关。对强直性脊柱炎患者进行大便细菌培养,结果显示,肺炎克雷白杆菌阳性率达79%,正常人群为30%。由于人体 HLA-B27 分子结构与入侵人体的病原体"肠道克雷白杆菌等阴性菌"分子结构相似,人体免疫系统在消灭外来病原体时不能识别出谁是自己人、谁是侵略者,也误将正常人体组织破坏,引起组织的急慢性炎症。这种急慢性炎症的反复交替出现,就形成强直性脊柱炎的病理变化。

② 与泌尿生殖道感染有关。部分男性患者有前列腺炎、精囊炎。

③ 结核感染和局部感染等。

2)不良的生活环境也是重要的诱因之一。潮湿与寒冷的生活环境可能引发及加重强直性脊柱炎。

3）外伤也是本病的诱发因素。在对特殊人群的调查中发现，固定的工作姿势及机械重复的局部训练可诱发本病。部分患者是在外伤后发病的。

4）内分泌、代谢障碍和变态反应等也是本病的诱发因素。

总之，强直性脊柱炎是在遗传基础上，再加之上述多因素的影响而发病。因此，有强直性脊柱炎家族史的人应在日常生活中多加注意，如避免肠道、泌尿系感染。

5 强直性脊柱炎与性别有关吗？

强直性脊柱炎与性别相关。一般来说，男性发病更高，病情更重。男性发病率是女性的10～20倍。

6　强直性脊柱炎男女患者有何区别?

区别如下:

1)发病形式与病情不同。男性患者起病急、发病早、症状重、病情进展快,而且伴有发热、乏力、消瘦等全身症状较多。女性则相反。

2)受累关节也不同。如下图:男性以腰骶、颈椎、髋关节等中轴性关节疼痛多见,女性多以腕、肘、膝等外周关节起病,腰及背部症状出现较晚,易误诊为类风湿关节炎。

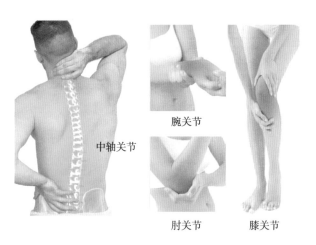

中轴关节

腕关节

肘关节　　　　膝关节

3）进展不同。男性患者疾病进展快，致残率高；女性患者较少整个脊柱受累，耻骨联合受累女性多见。

4）并发症不同。男性患者心肾受累较多见，而女性患者则较少。

5）女性强直性脊柱炎患者可在发病数年内不出现影像学的改变，而男性患者则较早出现，故女性强直性脊柱炎患者更易误诊。

7 为什么强直性脊柱炎好发于青年男性？

强直性脊柱炎发病高峰期为男性13～30岁，男性发病早、临床症状重、进展快，故就诊早，漏诊少。这可能与男女骶髂关节解剖及体内激素水平不同有关。女性患者仍需注意：虽然女性强直性脊柱炎的发病率较低，但病情隐蔽，更易延误治疗。

8 强直性脊柱炎发病相关的 HLA-B27 与种族有关吗?

有关。目前发现的 HLA-B27 基因亚型有 26 种,编码蛋白有 24 种。和强直性脊柱炎相关的 HLA-B27 亚型的分布有种族差异性。

9 强直性脊柱炎会遗传吗?

临床大量资料证实,遗传因素在强直性脊柱炎发病中具有重要作用,强直性脊柱炎是一种多基因的遗传疾病,与 HLA-B27 密切相关。家系调查发现强直性脊柱炎的第一代亲属中发生该病的危险比一般人群高出 20～40 倍,孪生子女调查研究更支持这种遗传易感性。HLA-B27 阳性的患者一级亲属患病率是正常人群的 120 倍左右。HLA-B27 阳性的患者具有家族聚集的倾向,因此与患者有血缘的亲属及子女应关注其是否有该病的倾向,早期检查、早期治疗。

10 强直性脊柱炎会传染吗?

不会传染。

11 强直性脊柱炎与职业有关吗?

目前缺乏科学证据表明职业与强直性脊柱炎相关。但是工作中采取正确的姿势能避免脊柱疲劳,有益于健康。比如坐着要正,站着要直,要经常调换姿势,不要在一个位子坐得太久,要经常活动背部,使背部肌肉尽可能地保持放松、松弛的状态。

12 强直性脊柱炎与季节有关吗?

潮湿与寒冷的生活环境对强直性脊柱炎的发病有重要作用,风、寒、湿的环境可作为激发条件促使发病。

13 强直性脊柱炎与怀孕和生孩子有关吗?

有关。产后妇女发生强直性脊柱炎的概率较正常人群略高,原因如下:

强直性脊柱炎患者肠道克雷白杆菌感染的情况比正常人高,产后容易发生泌尿系统及盆腔感染,细菌可经淋巴回流或脊柱静脉丛扩散到骶髂关节及脊柱,也可经血循环蔓延于其他组织,故诱发脊柱、骶髂关节、外周关节等组织的炎症反应。

怀孕期间分泌各种肽类激素,导致骶髂关节及腰骶关节的韧带处于松弛状态,产后过早下床劳作,腰骶部外伤可阻碍骨盆组织复原,较易产生骶髂关节错位,加之感染易诱发强直性脊柱炎。

因此,如果产后3个月腰骶部疼痛呈持续性进展,伴有僵硬感,晚上疼痛明显,休息时不会减轻。X线有早期强直性脊柱炎的表现,血沉增快,HLA-B27阳性,这时不应认为单纯是产后休息不佳所致,应考虑该病,以免延误诊治。

14 强直性脊柱炎患者为什么会出现"驼背""罗锅"?

　　强直性脊柱炎会导致脊柱韧带的钙化、僵硬、弹性消失。病变过程中，椎旁肌出现痉挛，由于屈肌力量强于伸肌力量，再加上重力的作用，使脊柱发生前屈的倾向。此外，由于腰背部疼痛，患者常常不愿挺胸、直腰。如长期保持这个姿势会使脊柱呈屈曲位，使胸段脊柱后凸更加明显，从而使整个脊柱变为僵硬的圆形驼背，形成通常所说的"罗锅"。

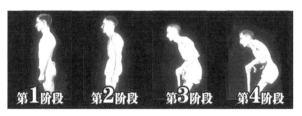

第1阶段	第2阶段	第3阶段	第4阶段
变异的椎体骨细胞侵袭脊柱组织	骨质受损、变形	脊柱强直，上下椎体骨赘增生	脊柱完全驼背畸形

强直性脊柱炎疾病发展的四个阶段

诊 断 篇

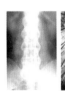

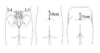

15 什么是血清阴性脊柱关节炎？

血清阴性脊柱关节炎（Seronegative spondylo-arthropathies，SpA）是一组慢性炎症性风湿性疾病，与 HLA-B27 基因有不同程度的相关性，类风湿因子呈阴性，包括（见下图）：强直性脊柱炎（ankylosing spondylitis，AS）、反应性关节炎（reactive arthritis，ReA）、银屑病关节炎（psoriatic arthritis，PsA）、炎症性肠病性关节炎（arthropathy of inflammatory bowel disease，IBD）、未分化脊柱关节炎（USpA）和幼年慢性关节炎（JSpA）等。

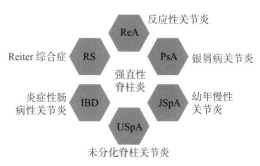

脊柱关节炎（SpA）包括的疾病

16 强直性脊柱炎早期有哪些临床表现？

本病早期症状比较隐匿，可有厌食、低热、乏力、消瘦和贫血等全身症状，少数病例可有长期低热和关节痛，还常常伴有消瘦、自汗等症状。局部常表现为夜间静息性腰骶隐痛，患者有时自觉晨起时腰部僵硬感，活动后缓解。

17 强直性脊柱炎常累及哪些器官？

强直性脊柱炎主要累及脊柱及外周关节，也可累及其他器官，如眼睛、心、肾、肺、消化道等。

18 强直性脊柱炎患者的腰骶部疼痛有什么特点？

腰痛是强直性脊柱炎最多见的症状之一，其特点包括：①早期多为隐隐作痛，多发生在劳累或损伤之后；②反复发作，间歇性或交替性；③大部分表现为夜间痛，静息痛，夜间痛后难以入睡，活动后疼痛减轻再重新入睡；④有晨僵：即早上起床后腰骶部位有僵硬感觉；⑤疼痛及晨僵可进展为持续性，疼痛可呈刺痛、酸痛或伴疲劳感，活动后缓解，休息后加重，局部受热疼痛缓解等。

19　什么叫C反应蛋白? 临床意义是什么?

　　早在80多年前, 有两位外国学者发现, 一些感染了细菌的患者体内会出现一种变化, 即细菌的细胞壁上的C多糖体与患者血清中蛋白质发生肉眼可见的沉淀反应。人体血清中这种蛋白质现被称为C反应蛋白。后来发现, 人体无论是严重的细菌感染、烧伤、外科手术创伤, 还是各种炎症等, C反应蛋白都会发生变化。

　　C反应蛋白（CRP）又称丙种反应性蛋白。正常参考值≤10mg/L。CRP阳性还见于以下情况：①其他感染性疾病, 如肺炎、肾炎、恶性肿瘤急性感染、肝炎、痢疾、结核、胆石症；②外伤和组织坏死、心肌梗死、心功能不全；③肿瘤性疾病, 如多发性骨髓瘤、白血病；④风湿免疫性疾病如风湿热、结节性多动脉炎、SLE和菌苗接种。病毒感染时通常为阴性或弱阳性, 可作为细菌感染与病毒感染的鉴别指标。

20 强直性脊柱炎患者的早期临床表现有哪些?

早期症状比较隐匿,可有厌食、低热、乏力、消瘦、贫血等全身症状。

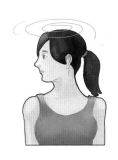

21 强直性脊柱炎患者为什么会晨僵？

　　强直性脊柱炎的病理改变是韧带、骨膜、骨小梁等均有肉芽组织增生，形成了局部的循环障碍。在患者活动时血液和淋巴液还能流动，但在静止时尤其睡眠中迷走神经兴奋，血液循环减慢，病变区则更加淤滞不通，局部容易形成渗出。患者休息一夜或静止时间长，关节周围的组织因血液循环不畅，产生了局部淤血、水肿，而影响了功能，从而出现关节活动不灵活而发僵，经过一段时间的活动后血液循环得以畅通，淤血改善，水肿逐渐被吸收，组织又恢复了柔软性，关节活动又趋于灵活，则晨僵现象消失。如果病情较重，需要更长的时间恢复，因而晨僵时间较长。

22 晨僵有什么临床意义?

晨僵即清晨出现的关节僵硬，是反映全身炎症严重程度的一个指标，也是强直性脊柱炎早期常见的症状之一。晨僵时间越长，说明病情越重。有效治疗后晨僵时间会缩短。因此疾病治疗中，患者应遵医嘱观察自己每天的晨僵时间。当有晨僵症状时应高度警惕，及时到疼痛科、免疫科等相关科室就诊，以便及时及早诊断。

23　强直性脊柱炎常累及哪些骨关节？

强直性脊柱炎受累骨关节主要包括骶髂关节、脊柱和外周关节。

1）骶髂关节：大约90%的强直性脊柱炎病变首先累及，双侧对称，持续或间歇性腰骶部或臀部疼痛，常伴有晨僵。

2）脊柱：大多数症状隐匿，慢性、波动性累及脊柱。多数由下往上发展，从腰椎病变逐渐累及胸椎和颈椎，极少数从上往下发展，首先累及颈椎，然后向下发展累及腰椎。

3）外周关节：30%以上患者有周围关节症状，下肢关节病变多见，多不对称，髋关节最常受累。膝、踝、足、腕、肩等关节也可受累。极少累及手部小关节。

24 强直性脊柱炎患者晚期脊椎为什么会发生竹节样变?

晚期强直性脊柱炎患者的脊柱不能活动,其脊柱在X线下呈竹节样变。这是因为本病的基本特征是围绕脊柱周围的韧带发生骨化,表现为局部椎体上下角X线呈鸟嘴状突起,这些突起逐渐在椎间隙一侧连成骨桥,即呈类似竹节样改变。这种变化导致患者的脊柱活动严重受限,影响日常生活功能。

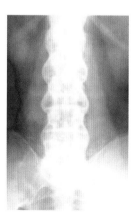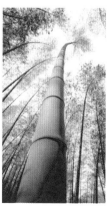

晚期强直性脊柱炎患者脊柱在X线下呈竹节样变

25　强直性脊柱炎会累及髋关节吗?

会，且发病率较高。中国强直性脊柱炎患者大约40%以上都会累及到髋关节。髋关节是外周关节受累最重、最多的关节。受累者多为男性，病情进展快、症状重，致残率高，预后差。早期可表现为髋部剧痛，部分表现为臀部或腹股沟痛、功能受限、关节强直、肌肉萎缩等。该类患者多发生在发病的头10年内，血沉、CRP、IgG明显增高。

26　强直性脊柱炎患者如何保护髋关节？

重点在于降低致残率。早期即出现髋关节受累的患者，在积极治疗同时，加强髋关节的功能锻炼，避免髋关节进一步遭受冲力或重力等负荷活动，防止关节运动强度及运动量过大，防止关节功能障碍和强直性改变。尤其注意，强直性脊柱炎患者，不能把跑步作为锻炼身体的运动方式，应选择不抵抗重力的运动，如垫上运动、游泳等。

27 强直性脊柱炎为什么侵犯骶髂关节？

1）可能与解剖位置有关。骶髂关节是人体的微动关节，活动度很小，骶髂关节是由骶骨与髂骨的关节面相互连接而成的关节。骶髂关节是重力传导的必经要道，而组成骶髂关节的关节面在成年后高低不平，呈犬牙交错状，关节囊紧贴关节面，尽管有坚强韧带使关节牢固连接，但由于骶髂关节构造方面的特点，决定它容易遭受重力及外力的损伤。

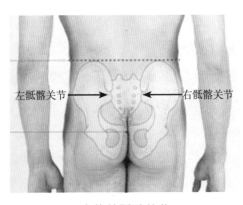

左骶髂关节 ← → 右骶髂关节

人体的骶髂关节

2）可能与组织结构特点有关。骶髂关节周围的韧带较密集，它毗邻直肠、膀胱及子宫（女性）、前列腺（男性）等器官。

28 强直性脊柱炎患者四肢关节受累后有什么特点？

强直性脊柱炎四肢关节受累的特点表现为：①不对称性肿胀，局部发红发热不明显，但肿胀及疼痛较明显。预后比风湿性关节炎好，出现破坏性改变的情况较少，很少发生骨质吸收和关节脱位。②较少表现为持续性肿痛，外周关节的肿痛随着病情的控制会消失。③极少侵犯手足指、趾、掌指等关节，即使侵犯，损害也是非对称性，无类风湿性病变，不会出现畸形。

29 强直性脊柱炎患者有足跟痛吗?

有。患者常表现为无明显原因的足跟部疼痛,伴或不伴肿胀,可单侧也可双侧发病,无红肿,可能表现为足跟部增大、变硬。青年男性出现足跟痛时(排除其他外伤等原因)应引起高度重视,及时就医,需要排除强直性脊柱炎的可能。

30 强直性脊柱炎除了关节症状外,还有哪些临床表现?

主要包括全身症状和其他器官损害,以眼睛损害最为常见。

1)全身症状:部分患者早期表现为乏力、消瘦、低热、食欲下降等。

2)眼部:与强直性脊柱炎的严重程度无关,可见于疾病任何时期,常表现为结膜炎、虹膜炎、色素膜炎或葡萄膜炎。

3）心脏：晚期或病情较重患者，出现主动脉关闭不全、房室传导阻滞、心肌炎或心包炎等。

4）肺：部分患者表现为肺纤维化，胸廓僵硬可导致吸气障碍，常表现为束带状胸痛，捆绑样呼吸困难，吸气咳嗽或打喷嚏时加重。

5）肾：少见。可表现为血尿或 IGA 肾病等。可见淀粉样变（体内蛋白经异常折叠后，形成的淀粉样物沉积于肾脏称为肾脏淀粉样变）。

6）神经系统：因脊柱强直和骨质疏松，导致椎体骨折、椎间盘突出或脱出等，可能发生瘫痪、疼痛、马尾征，膀胱和直肠运动功能障碍等。

31 强直性脊柱炎患者会出现骨质疏松吗？

会。强直性脊柱炎患者多表现为轻度的骨质疏松，以椎体改变明显，多伴有骨质增生、韧带骨化及骨性关节面硬化等，骨质增生与骨质疏松兼有，以脊柱各椎体表现明显。

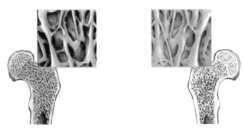

（左图为骨质疏松，右图为正常骨质）

32 强直性脊柱炎患者容易得骨质疏松症吗?

据统计大约有 50% 以上的强直性脊柱炎患者伴有骨质疏松症。骨质疏松表现在脊柱、股骨颈的骨密度的降低,发展到一定程度可以导致脊柱、髋关节骨折,造成截瘫甚至危及生命。在平常的生活中强直性脊柱炎患者应该注意多进食含钙量高的饮食,如牛奶、骨头汤等,并要有充足的日晒。

33 强直性脊柱炎患者会合并血栓性脉管炎吗?

会。由于强直性脊柱炎自身免疫性炎症的存在,影响了血液某些成分的生理活性,使得血液黏稠度增高,血栓形成的可能性明显增加,进而使得四肢中、小动脉与静脉的血栓形成机会增多。

34 强直性脊柱炎患者可合并耳损害吗?

可以,耳损害是强直性脊柱炎的关节外表现,但少见。凡青年男性,如慢性中耳炎久治不愈,需要考虑排除强直性脊柱炎的关节外表现。

35 为什么强直性脊柱炎容易致残?

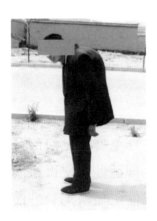

强直性脊柱炎以病情自发和环境加重两种形式出现,多为良性过程,部分患者病情进展较快,最终出现脊柱强直、关节畸形、不可逆转的残疾。典型的畸形常见于发病 10 年后。

晚期强直性脊柱炎患者
脊柱畸形、致残情况

36 强直性脊柱炎患者应做哪些体格检查?

　　包括骶髂关节、肌腱附着点病变、脊柱和胸廓的检查。此外,外周关节的检查也尤为重要。

37 强直性脊柱炎患者骶髂关节的体格检查包括哪些?

骶髂关节的查体包括:
1)"4"字试验
2)骨盆挤压、分离试验
3)骶髂关节压迫试验
4)床边分离试验

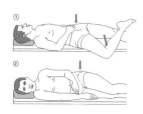
"4"字试验及骨盆挤压试验

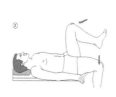
床边压迫试验

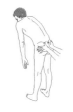
骶髂关节压迫试验

38 强直性脊柱炎患者肌腱附着点炎的体格检查包括哪些?

肌腱附着点炎的查体方法为:检查者按压坐骨结节、大转子、脊柱骨突、肋软骨、肋胸关节及髂嵴、跟腱、胫骨粗隆、耻骨联合等部位,如上述部位出现压痛则为阳性。

39 强直性脊柱炎患者脊柱和胸廓的体格检查包括哪些?

脊柱和胸廓的查体包括:

1)施乔伯尔(Schober)试验:患者直立,在背部正中线髂嵴水平标为 0,向上 10cm 作一标记(也可再向下 5cm 做一标记),然后弯腰,且保持双膝直立,检查者测量两个标记间的距离,若增加少于 4cm,则有意义。

2)指地距离:被检查者直立弯腰、伸臂,检

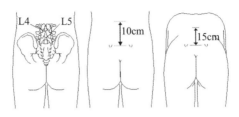

施乔伯尔试验

查者测指尖与地面距离。

3）枕墙距离：被检查者靠墙直立，双腿伸直，背贴墙，收颏，眼平视，测量枕骨结节与墙之间的水平距离，正常为0，大于0为异常。

4）胸廓活动度：患者直立，用刻度软尺测其第4肋间隙水平（妇女乳房下缘），深呼气和深吸气之胸围差小于5cm为异常。

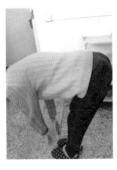
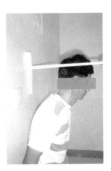

指地距离　　　　枕墙距离

40 强直性脊柱炎患者必须拍骶髂关节 X 线片吗?

影像学检查证实存在骶髂关节炎是诊断强直性脊柱炎的必备条件。所有可以客观诊断骶髂关节炎的影像学检查（X 线片、CT、磁共振等）均可以用于强直性脊柱炎的诊断。所以如果已经做了骶髂关节 CT 或 MRI，诊断了骶髂关节炎的，并不是必须拍骶髂关节 X 线片的。

41 骶髂关节炎 X 线改变如何分级?

国际上强直性脊柱炎的骶髂关节炎 X 线分级多采用美国风湿病学会（ARA）确定的分级标准，共分为 5 级：0 级为正常骶髂关节炎；Ⅰ级为可疑骶髂关节炎；Ⅱ级为骶髂关节边缘模糊，略有硬化和微小侵蚀病变，关节腔轻度变窄；Ⅲ级为骶髂关节两侧硬化，关节边缘模糊不清，伴侵蚀病变、关节腔消失；Ⅳ级为关节完全融合或强直，不伴残存的硬化。模糊不清，有侵蚀病变伴关节腔消失；Ⅴ级为关节完全融合或强直伴或不伴残存的硬化。

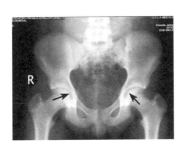

骶髂关节中部增宽，
关节面毛糙

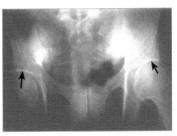

骶髂关节间隙变窄，
骨质硬化

42 典型的骶髂关节炎 CT 表现是什么？

典型的骶髂关节炎 CT 表现包括骶骨端软骨下骨硬化，单或双侧关节间隙小于 2mm，软骨下骨侵蚀，关节部分或完全强直等。

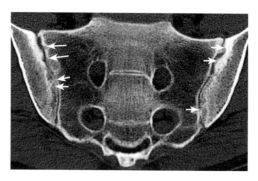

骶髂关节骨质破坏，关节面呈锯齿状改变

43 骶髂关节炎什么时候需用磁共振检查?

磁共振检查（MR）可用于骶髂关节炎的早期诊断。在 X 线片和 CT 没有出现异常时，骶髂关节磁共振即可发现关节软骨的破坏、关节周围骨髓内的水肿，关节软骨被强化，关节囊明显强化并增厚，软骨下关节旁局限性高度强化等关节炎症改变。所以临床高度疑似而 X 线片和 CT 均无异常者可考虑做磁共振检查，对于经济许可的患者也可首选磁共振检查。

44 什么是 HLA-B27？

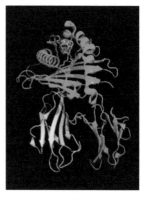

HLA-B27 结构示意图

1975 年世界卫生组织正式命名人类白细胞抗原为 HLA（Human Leukocyte Antigen）。通过血清学方法对其进行检测。HLA-B27 是第一个发现与疾病相关的 HLA 等位基因，也是目前为止相关性最高的一个。

45 如何正确认识 HLB-27 阳性和强直性脊柱炎诊断的关系?

强直性脊柱炎与 HLA-B27 抗原有非常强的关联,90% 的强直性脊柱炎患者 HLA-B27 呈阳性反应,而正常人中的阳性率仅为 4%～7%,并与种族相关。但 HLA-B27 阳性的并不都是强直性脊柱炎,只有约 20% 的 HLA-B27 阳性的人会发生强直性脊柱。因此,HLA-B27 阳性不是诊断强直性脊柱炎的必要条件,HLA-B27 阴性时也不能排除诊断。

46 与强直性脊柱炎发病相关的 HLA-B27 亚型有哪些？有无种族差异？

目前已知 HLA-B27 有多个亚型，依次命名为 HLA-B2701、HLA-B2702 等。各亚型的分布有种族差异，欧洲和美洲白种人、墨西哥人、美洲土著人主要的亚型是 2705，其次是 2702；2702 主要见于中东和北非；中国、泰国、印度亚裔等是 2704，其次是 2707。不同的 HLA-B27 亚型和强直性脊柱炎相关性不同，目前认为 2702、2704、2705 和疾病成正相关，2709、2706 与疾病负相关。

47 HLB-27 阳性就是强直性脊柱炎吗?

HLA-B27 在强直性脊柱炎的诊断中发挥重要作用,但必须注意,只有约 20%HLA-B27 阳性的人患病,不能根据是否存在 HLA-B27 而确定或排除强直性脊柱炎的诊断,强直性脊柱炎的诊断主要依靠临床表现和骶髂关节影像学资料。

48 HLA-B27 对诊断强直性脊柱炎有什么作用?

HLA-B27 与强直性脊柱炎有非常强的相关性, 90%～95% 的强直性脊柱炎患者 HLA-B27 呈阳性反应, 而在正常人中的阳性率仅为 4%～7%。所以对临床症状高度疑似患者筛查 HLA-B27 可以帮助医生明确诊断。但 HLA-B27 阳性人的并不都是强直性脊柱炎, 事实上, 只有约 20% 的 HLA-B27 阳性的人才会诊断为强直性脊柱炎。所以, HLA-B27 阳性并不是强直性脊柱炎的必要条件。

49 HLA-B27 阳性和阴性的强直性脊柱炎患者在临床上有什么不同？

强直性脊柱炎患者 HLA-B27 抗原阳性率高达 90% 以上，仅有不到 10% 的患者抗原阴性。两种患者的差异在于：①阴性者发病年龄相对较晚，确诊年龄相对较迟，以女性多见，较少出现全身及外周关节改变；②阳性者急性虹膜炎更多见；阳性者家族聚集性更明显；中轴关节（位于脊柱中轴线上的关节，包括骶髂关节，寰枢关节，颈、胸、腰椎各关节，胸锁关节等关节）受累更多见；更容易出现臀部疼痛；阳性者炎性改变更重，ESR、CRP 等炎性指标水平更高；阳性者更容易出现髋关节病变。总之，多数阴性患者比阳性患者病情轻，预后好。

50 强直性脊柱炎的 X 线表现有哪些?

强直性脊柱炎的 X 线表现主要指骶髂关节、脊柱和外周关节的表现。其中骶髂关节炎是最主要的表现。98%～100% 的病例早期即有骶髂关节的 X 线改变,病变一般为对称性,往往由骶髂关节的中下部开始,髂骨侧先受侵犯。

51 强直性脊柱炎的骶髂关节 MRI 有什么特点？

对临床高度疑似强直性脊柱炎而骶髂关节 X 线片和 CT 检查无异常者可考虑做磁共振检查，可以不同程度地反映骶髂关节炎的病理征像，如关节软骨的破坏、脂肪沉积、关节周围骨髓内的水肿等，X 线平片及 CT 所示的骨质侵蚀、骨质硬化，MRI 也能很好地观察到。此外，MRI 还能观察到：①骶髂关节软骨和骶、髂两侧软骨下骨板"低信号—中等信号—低信号"的三层平行线状结构有不同程度的破坏，表现为软骨线影增粗、扭曲，皮质中断、凹陷等。②骶髂关节旁脂肪沉积、水肿、硬化等，关节间隙、关节软骨 100% 被强化，关节囊明显强化并增厚，软骨下关节旁局限性高度强化（提示局限性骨炎、皮质中断和小囊变）。MRI 比常规 X 线和 CT 更能早期发现骶髂关节炎症，并可通过动态增强了解骶髂关节炎症的活动性，骶髂关节炎的 MRI 动态增强，与其炎症活动程度的临床表现相一致，从而有利于病情随访和疗效判定。

52 骶髂关节炎的 MRI 怎么分级？

可按 0～Ⅳ 级分类法分级如下。

0 级：无慢性改变。

Ⅰ级：骨髓局限性脂肪堆积和（或）局限性软骨下硬化和（或）≤2 处侵蚀。

Ⅱ级：中度脂肪堆积和中度软骨下硬化和（或）＞2 处无融合的侵蚀。

Ⅲ级：关节间隙假性扩大和（或）轻度部分强直，严重软骨下硬化，以及普遍脂肪堆积。

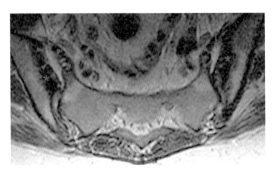

骶髂关节炎典型 MRI 改变：无尾箭头示活动性骶髂关节炎伴骨侵蚀，箭头示关节腔渗出，星号示慢性炎症引起的软骨下硬化。（图片来自 Carol Ashman，M. D. MRI Web Clinic）

Ⅳ级：肯定强直。

≥Ⅰ级者，提示存在骶髂关节炎。

骶髂关节炎症严重性估计：根据增强程度判定骶髂关节炎的严重性，分级如下。

X级：增强<25%可诊断无骶髂关节炎。

A级：增强25%～70%可诊断中度骶髂关节炎。

B级：增强＞70%可诊断严重骶髂关节炎。

53 强直性脊柱炎的罗马诊断标准是什么？

1961年提出了强直性脊柱炎罗马诊断标准。该标准把临床标准分为：①腰痛，晨僵1个月以上，休息不能缓解；②胸部疼痛，僵硬；③腰椎活动受限；④胸廓扩张受限；⑤虹膜炎（现患有，无既往史或后遗症）。放射学标准：X线双侧骶髂关节特征性骶髂关节炎（除外双侧骶髂关节骨性关节炎）。如果符合放射学标准和5项临床标准之一，或具备4项临床标准者，可诊断强直性脊柱炎。

54 什么是纽约诊断标准?

　　1966 年提出了强直性脊柱炎的纽约诊断标准。临床标准包括:①腰椎前屈、侧弯、后伸等方向活动均受限;②腰背痛史或现有症状;③胸廓活动受限范围小于 2.5cm。放射学标准:X 线骶髂关节炎分 5 级。肯定强直性脊柱炎:双侧Ⅲ~Ⅳ级骶髂关节炎加至少 1 项以上临床标准;单侧Ⅲ~Ⅳ级骶髂关节炎或双侧Ⅱ级骶髂关节炎加第 1 项或第 2+3 项临床标准。可能强直性脊柱炎:双侧Ⅲ~Ⅳ级骶髂关节炎而不伴临床标准。

55 什么是修订的纽约标准?

1988 年修改了强直性脊柱炎的纽约诊断标准。临床标准：①腰痛，晨僵 3 个月以上，活动后改善，休息不减轻；②腰椎在前后和侧屈方向活动受限；③胸廓活动度低于相应年龄、性别的正常人。放射学标准：X 线显示双侧骶髂关节炎，Ⅱ级或单侧骶髂关节炎Ⅲ～Ⅳ级。肯定强直性脊柱炎：符合放射学标准和 1 项以上临床标准。可能强直性脊柱炎：①符合 3 项临床标准；②符合放射学标准而不具备任何临床标准（除外其他原因所致的骶髂关节炎）。

56 什么是欧洲脊柱关节病研究组强直性脊柱炎的标准？

炎性脊柱痛或非对称性以下肢关节为主的滑膜炎，并附加以下项目中的任何一项，即：①阳性家族史；②银屑病；③炎性肠病；④关节炎前1个月内的尿道炎、宫颈炎或急性腹泻；⑤双侧臀部交替疼痛；⑥肌腱末端病；⑦骶髂关节炎。

57 我国强直性脊柱炎的诊断标准是什么？

我国2001年全国强直性脊柱炎研讨会制定了我国的诊断标准。

其中临床标准：

1）腰和（或）脊柱、腹股沟、臀部或下肢酸痛不适；或不对称性外周关节炎，尤其是下肢关节炎。症状持续≥6周。

2）夜间痛或晨僵≥0.5h。

3）活动后缓解。

4）足跟痛或其他肌腱附着点疾病。

5）虹膜睫状体炎或既往患该病。

6）强直性脊柱炎家族史或 HLA-B27 阳性。

7）非甾体抗炎药（NSAIDs）能迅速缓解症状。

影像学或病理学诊断包括：

1）双侧 X 线骶髂关节炎≥Ⅲ级。

2）双侧 CT 骶髂关节炎≥Ⅱ级。

3）CT 骶髂关节炎不足Ⅱ级者，可行 MRI 检查。如表现软骨破坏、关节旁水肿和（或）广泛脂肪沉积，尤其动态检查关节或关节度增强＞20% 者。

4）骶髂关节病理学检查显示炎症者。

诊断：符合临床标准第 1 项及其他各项中的 3 项，以及影像学、病理学标准任何一项者，可诊断强直性脊柱炎。

58 强直性脊柱炎目前能早期诊断吗?

近年来,由于临床思路的拓展和先进技术的应用,强直性脊柱炎的早期诊断有了广阔的发展,主要包括:① SpA(血清阴性脊柱关节炎)概念的普及使临床医生对强直性脊柱炎的警惕性显著提高,对临床不能确诊的早期强直性脊柱炎进行密切随访。②常规 X 线仍然是骶髂关节炎放射诊断的基础,但是 MRI 的应用,使得骶髂关节炎能得到早期诊断。③骶髂关节活检为骶髂关节炎提供了诊断依据。因此,只要患者有条件,医师高度警惕,就可以做到早期诊断,早期治疗,减少并发症和致残率。

治 疗 篇

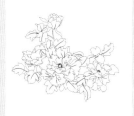

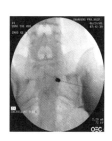

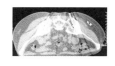

髂骨　　髂骨

59 为什么强直性脊柱炎要早期治疗?

强直性脊柱炎致残率高,部分患者病情进展快,如不及时治疗,可逐渐发展为整个脊柱自下而上的强直,即脊柱活动受限,呈驼背畸形,同时可能侵犯心、肺、肾、神经系统、眼及外周关节等,造成不可逆损害。因此应该早期治疗,控制因疾病进展而导致的终身残疾。

60 强直性脊柱炎患者如何科学服药?

（1）镇痛药：主要是为了缓解疼痛，在医生指导下长期使用消炎镇痛药，比间断使用效果更好。常用药有：乐松片、依托考昔、西乐葆、布洛芬、扶他林、美洛昔康等，这些药物均是非甾体类消炎镇痛药，只吃其中一种即可，不要联合吃，因为这几种药物联合吃镇痛效果不会叠加，但是不良反应会叠加。

（2）生物制剂：如益赛普、阿达木单抗等，是目前治疗强直性脊柱炎等脊柱关节疾病的最佳选择，有条件者应尽量选择。

（3）免疫抑制剂：用于延缓疾病的发展，需长期服用，如柳氮磺吡啶、甲氨蝶呤、雷公藤等。用药期间宜定期检查血象及肝肾功能。

（4）糖皮质激素：上述三种药物无法缓解时使用，如泼尼松龙、地塞米松、氢化可的松等，但它们的不良反应较大，不易长期使用。

61 CRP 高对强直性脊柱炎诊断和治疗有什么意义?

C反应蛋白是感染的一个特异性蛋白, 当身体各部位有炎症的时候这个值会升高, 大量证据表明CRP增高预示强直性脊柱炎病情处于活跃期。

62 ESR 是什么?

ESR即红细胞沉降率, 也就是常说的血沉。大多数结缔组织关节炎在活动期都可能出现 ESR升高, 强直性脊柱炎患者中约 75% 的患者 ESR 升高。但也有学者认为 ESR 与强直性脊柱炎是否处于活动期无明显联系, 对疾病是否处于活动期诊断价值不大。

63 类风湿因子需要检查吗?

需要。95%以上的强直性脊柱炎患者血清类风湿因子（RF）为阴性，故RF阴性有利于支持强直性脊柱炎的诊断。

64 强直性脊柱炎需要定期复查血常规吗?

需要。因为强直性脊柱炎患者可表现为血红蛋白下降，白细胞偏低，血小板增多。多项研究表明，强直性脊柱炎患者的血小板计数高于正常患者，尤其是在疾病活动期，应用TNF拮抗剂后可得到改善。因此，强直性脊柱炎患者应定期复查血常规，了解病情变化。

65 强直性脊柱炎患者为什么要进行尿常规检查?

强直性脊柱炎患者尿常规可能出现异常，轻者表现为显微镜下可见血尿，重者表现为肉眼可见血尿。强直性脊柱炎肾脏损害最终可能导致肾功能衰竭。因此，应该对强直性脊柱炎患者常规进行尿液检查，有条件的患者可以做尿微量白蛋白，24 小时尿蛋白定量等检查，从而早期发现肾脏损害。

66 血小板活化功能对评估强直性脊柱炎治疗效果有意义吗？

血小板在正常的血液循环中处于静息状态，当血管内皮损伤或在某些生理病理刺激因子作用下，血小板会发生黏附、变形、聚集和释放等活化反应，称为血小板的活化功能。强直性脊柱炎患者的血小板活化功能明显高于正常人，与病情的多项活动指标变化相关。因此，血清 IgA 水平也可作为评价强直性脊柱炎活动性的指标之一。

67 强直性脊柱炎患者为什么需要查肿瘤坏死因子（TNF-α）？

目前，TNF-α被认为是关节炎破坏的主要炎症物质。多项研究证明TNF-α和强直性脊柱炎有密切的联系，强直性脊柱炎患者的血清、关节滑液及骶髂关节中该物质的含量明显增高。目前，TNF-α抑制剂在国内外已广泛用于强直性脊柱炎的治疗，在控制疾病的活动性、改善关节的功能、提高患者的生活质量方面均取得明显的疗效。

68 强直性脊柱炎患者的血清免疫球蛋白情况如何？

强直性脊柱炎患者中，以IgA升高多见，轻中度升高为主，且其血清浓度与疾病活动相关。

69 治疗强直性脊柱炎的目标是什么?

治疗目标包括：①缓解症状：尽可能消除或减轻症状。②恢复功能：最大程度恢复身体功能，如脊柱活动度、社会活动能力和工作能力。③防止关节损害：防止中轴、外周关节的骨质破坏，骨性强直和脊柱变形。④提高生活质量，促使患者尽快回归社会。⑤防止脊柱疾病的并发症，防止骨折等。

70 目前治疗强直性脊柱炎有哪些常用药物?

常用的治疗强直性脊柱炎药物包括以下几类:

1)非甾体抗炎药(NSAIDs):可迅速改善患者腰背痛和晨僵,减轻关节肿胀和疼痛,增加活动范围,是缓解强直性脊柱炎患者症状的首选。

2)生物制剂:抗肿瘤坏死因子(TNF-α)拮抗剂包括依那西普、英夫利昔单抗和阿达木单抗。

3)慢反应药物:控制病情活动,改善强直性脊柱炎的关节疼痛、肿胀和晨僵,降低血清 IgA 水平及其他实验室活动性指标,特别适用于改善强直性脊柱炎患者的外周关节炎。

4)糖皮质激素:该药不良反应大,不能阻止强直性脊柱炎的病程,一般不主张口服或静脉全身使用糖皮质激素。

5)其他药物:部分男性难治性强直性脊柱炎患者应用沙利度胺后,可明显缓解临床症状、ESR 及 CRP。外周关节受累者可使用甲氨蝶呤和抗风湿植物药等,但这类药对中轴关节病变的疗效不确定。

71 糖皮质激素在哪些情况下用于治疗强直性脊柱炎?

糖皮质激素一般不作为常规药物,以下情况可以考虑:

1)关节外症状较重,如急性虹膜炎或色素膜炎,可全身使用激素或免疫抑制剂治疗。

2)全身效果不好的顽固性外周关节炎积液可行关节腔内注射糖皮质激素,重复注射间隔3~4周,不超过2~3次/年。顽固性骶髂关节痛患者,可选择CT引导下骶髂关节内注射糖皮质激素。足跟痛可局部注射糖皮质激素。

3)对非甾体消炎镇痛过敏,或严重外周关节炎用非甾体药物无效时可使用糖皮质激素。

72 非甾体消炎镇痛药有什么作用?

非甾体消炎镇痛有消炎镇痛、减轻僵硬和肌肉痉挛作用，可迅速改善患者腰背痛和晨僵症状，减轻关节肿胀和疼痛，增加活动范围，迅速缓解强直性脊柱炎患者症状。

73 长期使用非甾体消炎镇痛药的不良反应有哪些?

胃肠道反应是非甾体消炎镇痛药最常见的不良反应。轻者有恶心、呕吐、上腹部不适、饱胀、嗳气、食欲减退等消化不良症状,重者可引起急性胃黏膜病变、诱发和加重胃、十二指肠溃疡,甚至胃肠道出血或穿孔。

少数患者可出现过敏反应。患有血管运动性鼻炎、鼻息肉、支气管哮喘三联征者,服用非甾体消炎镇痛药后易诱发急性支气管哮喘,应慎用。

非甾体消炎镇痛药还可能造成肝脏、肾脏的损伤,出现蛋白尿、血尿,水肿、头晕、高血压、转氨酶升高、轻度黄疸、食欲差、食量减少等情况,严重者可引起急性肾功能不全,一旦出现肝、肾功能损伤,应立即停药。

极少数患者服用非甾体消炎镇痛药可出现头疼、头晕、耳鸣、视听减退、困倦、意识模糊、精神错乱等中枢神经性的反应。

74 如何减轻非甾体消炎镇痛药的胃肠道损害?

1) 饭后服药。

2) 不能联用≥2 种此类药物（如西乐葆和安康信不能连用）。

3) 无心脏疾病风险者可选用不良反应小的药物，如西乐葆、安康信等。

4) 可联合使用胃保护药。

5) 戒烟、酒、咖啡等刺激性食品。

75 柳氮磺吡啶的药理作用是什么？

柳氮磺吡啶主要用于治疗炎性肠病，可能通过抑制免疫功能，延缓因免疫失调而导致的风湿类疾病的进程。该药在肠道水解为 5- 氨基水杨酸和磺胺吡啶，前者对结缔组织亲和力很强，后者可以控制肠道感染。因为有研究认为强直性脊柱炎与肠道感染有关，因此推测可能控制肠道感染对本病治疗有一定的作用。但本药对强直性脊柱炎的中轴关节病变的治疗作用及改善疾病预后的作用均缺乏证据。临床证实：柳氮磺吡啶对强直性脊柱炎患者的腰背痛、外周关节炎、晨僵、血沉和 C 反应蛋白的变化及骶髂关节的 X 线片病变，均有明显的治疗作用。

76 哪些患者不能服用柳氮磺吡啶?

柳氮磺吡啶不是所有的患者都适用,以下是关于服用该药的注意事项:

1)用药前需了解有无磺胺类药过敏史,过敏者不能应用。

2)为防止药物不良反应,建议从小剂量逐步增加,开始是每次 0.5g,2 次 / 天,以后根据病情和药物反应,逐步增加到每次 1g,2 次 / 天,一般不建议增加到 3g/d。

3)多喝水,可与碳酸氢钠同服:柳氮磺吡啶的代谢产物乙酰磺胺在偏酸尿液中溶解度较低,易析出结晶,对肾产生机械性刺激,引起腰痛和血尿,甚至发生尿闭等,而在碱性环境下溶解度升高。因此,在长时间或大剂量服用柳氮磺吡啶时,要多喝水,增加尿量(尿量不得少于 1.5L),以降低尿中药物浓度。

4)勿与酸性药同服:一些酸性药如维生素 C 和胃蛋白酶合剂等,不宜与柳氮磺吡啶合用,防止酸化尿液，使代谢物乙酰磺胺在尿中溶解度降低而析出结晶，产生结晶尿损害肾脏。

一般服药后 3～4 月复查肝肾功能。

77 柳氮磺吡啶的不良反应有哪些？

柳氮磺吡啶的不良反应包括消化系症状（如恶心、呕吐、厌食、食后饱胀感、消化不良、腹痛等，饮食后饱胀感）、皮疹、血细胞减少、头痛、头晕以及男性精子减少及形态异常（停药可恢复）。

78 强直性脊柱炎可以进行推拿、理疗吗?

可以。推拿、理疗是一种物理疗法,无需服药,不影响肝肾,不良反应小,可以作为强直性脊柱炎重要的辅助治疗手段。但需指出,推拿、理疗并不能代替系统的药物治疗。

79 是否还有其他无创治疗强直性脊柱炎的方法?

除了推拿、理疗等方法以外,有条件的还可以到医院接受冲击波治疗。尤其适用于强直性脊柱炎伴有肌肉、软组织酸痛等症状。

80 强直性脊柱炎可以进行局部注射吗?

可以。当强直性脊柱炎引起关节水肿、疼痛时,关节腔内注射可以迅速减轻局部炎症,缓解疼痛。与口服药物一起联用,可以达到更好的治疗效果。由于关节腔注射技术要求高,存在一定的风险,建议由专业医师在影像技术引导下操作,才能更安全、更准确、更有效。但是,骶髂关节已融合的患者以及股骨头病变者不宜选用此项技术。

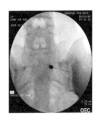 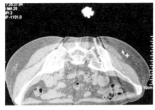 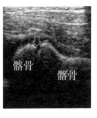

影像学引导下骶髂关节内注射(由左至右:X线引导、CT引导、超声引导下穿刺)

81 冲击波可以缓解强直性脊柱炎的症状吗?

　　冲击波是一种通过物理学机制介质(空气或气体)传导的机械性脉冲压强波,可以对人体骨骼肌肉等组织的疼痛、粘连以及肌腱钙化产生良好的治疗效果。此项技术目前在国内外已经得到广泛的应用,并取得了一致好评。冲击波主要适用于肌肉、筋膜、肌腱、关节等软组织疼痛,尤其对软组织粘连和肌腱钙化有非常好的疗效。冲击波具有空化效应,增加细胞壁的通透性,刺激微循环(血液、淋巴),释放 P 物质,释放一氧化氮(血管舒张,细胞新陈代谢,血管新生,抗炎作用),抗菌作用,刺激干细胞。因此冲击波适用于强直性脊柱炎,可以缓解强直性脊柱炎所致的肌肉肌腱疼痛,促进微循环,有效缓解症状。

82 电动深层肌肉刺激仪可以治疗强直性脊柱炎吗？

DMS 通过快速连续的振动和打击，影响机械感受器的功能，从而抑制疼痛、放松痉挛肌肉、控制脊柱关节恢复正常活动。减少肌肉、肌腱、骨膜，韧带以及皮肤上的扳机点敏感度，提高血管舒张，组织获得足够的新鲜氧气及营养，移除代谢废物，帮助组织修复，可以在肿胀关节之上非常轻微地使用，目的是将炎症产物分解并通过血液排除。这种治疗方式对于肌肉慢性疼痛都有着极为明显的疗效。通过对肌肉和肌筋膜产生轻微的牵拉作用，可以有效地保持其弹性。有效治疗长度变短的肌肉，刺激较弱以及萎缩肌肉，有效促进肌肉力量平衡，恢复正确体姿，帮助实现更大的运动范围。

83 强直性脊柱炎引起的腰骶部软组织疼痛如何治疗？

先采用肌肉理疗、针刺松解。顽固疼痛时可用后支毁损治疗。腰背部肌肉由脊神经后支支配，可以通过脊神经后支神经阻滞以达到缓解疼痛的目的。通常，为了提高精确度，可在影像技术指导下完成该技术的操作。

84 关节腔注射以及神经阻滞后腰骶部疼痛仍持续存在，是否还有其他办法？

当腰骶部疼痛无明显缓解时，必要时可以行射频消融术。骶髂关节局部病变对分布在关节腔内及关节周围的感觉神经产生持续的刺激，从而引起疼痛。通过射频产热破坏这些神经，就可以阻断刺激向中枢传导从而起到止痛作用。

85 强直性脊柱炎需要外科手术吗？

强直性脊柱炎病变多引起关节炎症、疼痛，病变本身不需要手术治疗。只有当病变累及关节出现严重畸形、影响患者日常生活时才考虑手术干预。

86 哪些情况下考虑手术治疗？

当病变发展到以下几种情况时可考虑手术治疗。①颈项强直导致患者下颌骨紧贴胸口，使患者无法抬头，甚至影响进食。②脊柱关节强直时，神经根在机体活动时很容易受到卡压而出现疼痛，久而久之就会形成"强直—疼痛—活动减少"的恶性循环，加重病情。所以强直性脊柱炎也有手术指征。

87 强直性脊柱炎的手术方法有哪些?

（1）对于已有畸形的关节，可将其截去，然后选用合适的金属手术器械（如螺钉、钢丝、脊柱器械等）加固原有结构，以起到术后的稳定作用。

（2）对于神经卡压症状者，可根据情况切除椎板局部骨赘以减轻局部压迫，缓解疼痛。

88 强直性脊柱炎治疗有突破吗？有什么最新研究进展？

科学家们针对强直性脊柱炎的努力，主要集中在寻找"参与强直性脊柱炎病变的基因"，2007年发现了 L23R 和 ARTS1，2010 年发现的另外 4个基因片段。科学家也在制造更好和更便宜的试剂用来筛查 HLA-B27 基因，研究更好的方法来评估脊柱融合（形成竹节样脊柱）的速度，研制更好的药物能"暂停"病变进程。2013 年 9 月 10 日欧盟药品管理局批准了 Inflectra 用于治疗强直性脊柱炎（美国和中国尚未批准或引进）。在这些研究得到新结果之前，药物治疗和康复锻炼是提高生活质量的关键。

89 强直性脊柱炎的治疗达到怎样的目标?

强直性脊柱炎的治疗目标为:

1)减轻疼痛。

2)保持脊椎活动范围及功能。

3)预防并发症的发生。

90 强直性脊柱炎的预后如何?

虽然强直性脊柱炎不能彻底治愈,但可以通过药物、辅助运动、调节生活方式等缓解患者的疼痛,延缓疾病的进展。整体而言,强直性脊柱炎一般不影响寿命,90% 的患者仍然可以拥有良好的生活质量。

91 哪些因素影响强直性脊柱炎的预后?

提示预后不良的主要因素包括:早期出现脊柱受累、脊柱活动受限、髋关节受累、幼年发病、阳性家族史、指/趾炎、关节炎、对非甾体抗炎药反应不佳、炎症指标居高不下。预示患者慢性病程的因素:足跟痛、颈椎及胸椎活动受限、HLA-B27 基因携带、阳性家族史等。

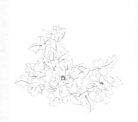

康复与预防篇

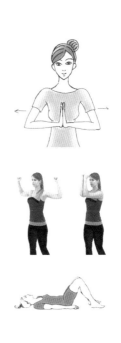

92 强直性脊柱炎炎性期控制后，还需要注意哪些问题？

炎性期控制后，树立患者战胜疾病的信心，培养健康的生活方式至关重要。具体来说：

1）让患者深入了解强直性脊柱炎的发生、发展、治疗手段以及远期预后，增强其抗病的信心和耐心。

2）培养患者健康的生活方式。工作时避免久坐、久站，避免长时间弯腰、低头；积极参加体育活动（羽毛球、游泳尤其适宜）；规律作息，避免床垫过软、高枕等不良睡眠习惯；尽量戒掉吸烟、酗酒等。

3）保持乐观情绪，避免紧张、焦虑等心理，必要时可求助心理医生。

93 强直性脊柱炎是否能够预防?

　　由于强直性脊柱炎发病机制尚未完全清楚,所以只能寄希望于早发现、早治疗。此病好发于20～30岁青年男性,如果该类人群有疾病家族史(父母或其家系有强直性脊柱炎患者),且血清HLA-B27阳性者,即使尚未出现临床症状,也应及早就医并定期复查。

94 强直性脊柱炎缓解期应该注意什么?

缓解期只是相对活动期而言。如遇到诱因,可能疾病复发。因此需要注意以下几点:

1)预防感染:胃肠道及泌尿系的感染常诱发脊柱疼痛,故应该注意饮食卫生,避免憋尿及便秘。

2)功能锻炼:适当活动、过度劳累使抵抗力下降,但卧床和绝对休息又是强直性脊柱炎的禁忌,因此要适当锻炼,劳逸结合,增强机体免疫力。

3)保暖:尤其是腰背和关节,要注意保暖。清晨起床背脊僵硬时,可以洗热水浴来改善。热敷对于缓解局部疼痛亦有部分疗效。

4)防止外伤。强直性脊柱炎可能发生骨质疏松,容易发生骨折。

95 强直性脊柱炎注意哪些休息方式?

强直性脊柱炎患者不能绝对休息,建议采取以下休息方式:

1)相对卧床休息:卧硬板床,以仰卧或俯卧为宜,不宜侧卧,不枕枕头为宜,以保持脊柱尤其颈部的姿势。每天可俯卧2~3次,每次5分钟左右,以防止髋关节屈曲畸形。局部关节(如手、足、踝关、肘、膝等)适当活动。

2)保持良好的姿势:站立时应头部平视前方,不要侧歪头部,也不要因背、颈疼痛而采取低头位;挺胸收腹;肩要平直。坐位时,要严格避免坐沙发、软而蓬松的躺椅或斜面后仰椅,应坐结实的直背椅,坐位与散步交替进行,在卧位时可仰卧、侧卧位交替,侧卧位时一定避免出现颈椎、腰椎、胸椎的屈曲及髋、膝关节的屈曲,以防止出现畸形。

3)保持功能位置:畸形的关节应固定在关节活动的最佳位置。

96 强直性脊柱炎饮食有什么注意的?

强直性脊柱炎是一种免疫性疾病，对过敏物质会产生炎症。注意生活中可能诱发痛的物质，尽量避开过敏源。慢性消耗性疾病，患者常常表现为营养缺乏、体质偏瘦。健康合理的饮食，不仅可以提高患者体质和抵抗力，而且可以减轻患者的病痛。首选高蛋白质饮食（如肉类、豆制品等），不仅含有人体必需的蛋白质成分，还可以补充微量元素。其次是大蒜、茴香、花椒、葱、辣椒等菜肴的佐料，这些辛热的食品具有祛风湿散寒邪的作用。另外坚果类（如腰果、板栗等）具有补肝肾、强筋骨的作用，适当补充有助于减轻关节、肌肉、肌腱等部位的炎症，对于控制病情起到一定的辅助作用。但同样要指出，食疗不能替代正规的药物治疗。

97 强直性脊柱炎能根治吗?

强直性脊柱炎不能根治。但患者如能及时诊断及合理治疗，可以控制症状并改善预后。在发病初期就诊，疾病可以得到明显控制；中期治疗可保护受累关节，晚期治疗多半能恢复到自理生活或者具备轻微的劳动能力。

很多人认为既然强直性脊柱炎并不能根治，所以不去治疗，或在疼痛不能忍受的时候偶尔吃点止痛药。其实这些做法都是不对的。

强直性脊柱炎并不像大家想的那么可怕，治疗的目的首先是尽早缓解症状，减少疼痛，减少身体功能受损，防止关节损伤，防止脊柱的并发症，提高生活的质量。强直性脊柱炎多数都是在40岁以下发病，这正是学习工作的一个重要时期，如果你不对这个可致残的疾病进行治疗干预，实际上会对你今后的生活、工作产生很大的影响。如果在畸形、僵直发生后才去进行治疗，经济费用更高、效果可能更差。

98 强直性脊柱炎治疗的非药物治疗包括哪些?

强直性脊柱炎的非药物治疗非常重要。

1）对患者及家属进行疾病的健康教育，帮助患者主动参与并与医师合作，还包括患者的社会心理和康复治疗。

2）鼓励患者合理进行体育锻炼，增强椎旁肌肉和肺活量，游泳是很好的锻炼方式。

3）建议患者站立时尽量保持挺胸、收腹和双眼平视前方的姿势，采用仰卧位，低枕头。

4）给予必要的物理治疗。

5）建议吸烟者戒烟。

99 强直性脊柱炎患者应做扩胸运动吗？

强直性脊柱炎可能损害与胸廓相连的关节，出现局部肿胀、疼痛伴有活动受限等。患者可表现为胸式呼吸减弱，长此以往易出现心肺功能及消化功能障碍。因此主张强直性脊柱炎病人每日有规律地做扩胸运动（如游泳、抗重力锻炼），改善肺部病情。

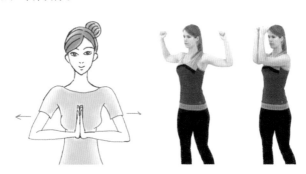

呼吸训练及扩胸运动

强直性脊柱炎缓解期功能锻炼图

第1式

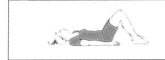	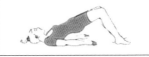
弯膝平躺，双脚平放，臀部向上尽可能高抬	抬高后保持5秒，然后慢慢放平

第2式

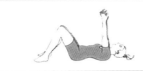	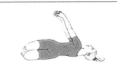
双臂上伸，十指交叉，双臂尽量向右摆	同时双膝尽量向左摆，然后同样的动作反向做一次

第3式

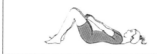	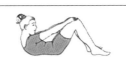
抬头下巴向下勾，双手伸向膝盖	头和肩尽可能抬高，然后放松

第4式

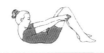	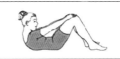
抬头下巴向下勾，头和肩抬起，同时双手向右膝外侧伸展	然后放松，再反向向左膝外侧伸展做一次

第 5 式

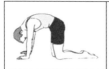

| 屈膝着地，双手撑地，双臂保持垂直，头向下勾，尽可能高地向上弓背 | 然后抬头，同时尽可能向下塌背 |

第 6 式

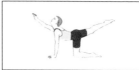

屈膝着地，双手撑地，昂首向前，右臂前伸，同时左腿尽量向后伸展、抬起，保持 5 秒钟，复原，换左臂、右腿反方向做该动作

第 7 式

坐在椅子上，双脚勾在椅子腿上，左手抓住椅背，身体尽可能向右倾斜，同时右手伸向地面，然后反方向做该动作

第 8 式

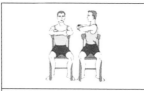

双手抱臂与肩平行，上半身尽可能向右转，复原后再向左转做该动作

第 9 式

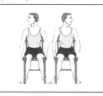

双手扶住椅边，肩膀不要动，头尽可能向右转，复原后再向左转

第 10 式

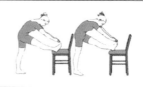

面对椅子站好，椅子上可以放个垫子，脚跟朝下右脚放在椅面上，膝盖不要弯，身体尽可能前倾，双手朝脚的方向伸展，保持 6 秒，还原后再重复 2 次，每次伸展幅度尽可能大一些，然后左脚放在椅面上做该动作

第 11 式

	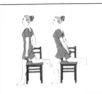
站在椅子侧边，右手抓住椅背，弯膝右小腿放在椅子上，然后左脚尽可能向前迈，双手向后背起来，同时左膝尽可能前弯曲，注意保持昂首挺胸	然后站到椅子另一边，反方向重复做该动作

第 12 式

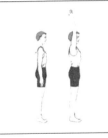	背靠着墙站好，脚后跟距墙尽可能近一些，目视前方，两肩自然下垂，脚后跟不要抬起，身体尽可能向上伸展，保持姿势，右手臂伸直向上尽量伸展，上臂靠近耳朵，拇指对着墙。还原后换左手做同样的动作

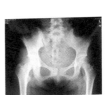

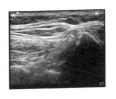

典 型 病 例

病例 1

　　H 先生，男性 23 岁。3 个多月前无明显原因出现腰骶部持续性酸胀痛，以右侧为重，以晚上半夜疼痛明显，白天起床活动后就不痛了，清早起床后也没有明显的腰臀部位发僵发硬感。追问病史，其父亲及伯伯都有类似症状。检查患者发现：脊柱四肢外观正常，腰椎活动正常，双侧"4"字征（＋）。双侧上臀部（骶髂关节处）压痛。行骶髂关节 MRI 检查提示有双侧骶髂关节炎。查血 HLA-B27（＋）。诊断考虑"强直性脊柱炎"可能性大。给予消炎镇痛药安康信治疗。服用 2 周后疼痛完全好转后自行停药。3 个月后受凉再次出现晚上腰骶部疼痛，再次服用安康信疼痛完全好转，恢复正常生活工作。建议每周 3 次间断服用安康信维持治疗，同时建议患者使用生物制剂（TNF-α拮抗剂）皮下注射，疗程半年至1年，防止骶髂关节的进一步破坏。

病例 2

L先生，40岁，因"反复腰骶痛10年多，加重伴腰背部活动受限2月"入院。10年多前无诱因出现腰骶部持续性酸胀痛，晚上疼痛为主，白天不痛，清早腰部也没有发僵发硬感。反复服用消炎镇痛药物芬必得、安康信等疼痛好转后停药，4年前开始除了晚上疼痛以外，清早腰部有发僵发硬感，起床活动半小时后消失，发现自己弯腰捡东西等动作困难。近2月出现整个腰背部疼痛，腰痛更明显，翻身时疼痛，脊柱前弯后仰都受限。疼痛评分7～8分，严重影响情绪、睡眠与生活。骶髂关节增强MRI显示双侧骶髂关节面虫噬样改变。HLA-B27（＋），诊断强直性脊柱炎。入院后为尽快缓解腰部疼痛，采取骶髂关节注射术。医生为实现精准医疗，在 CT 引导下，在患者骶髂关节处穿刺一根细针，注入消炎镇痛药。手术后患者腰骶部疼痛明显缓解，情绪、睡眠也大大改善，疼痛评分从 7～8 分很快降到了 1 分，每周 3 次间断服用安康信维持。他又重新走出家门积极参加到工作中。

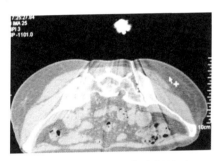

CT 引导下骶髂关节注射治疗

病例 3

T 女士，女，19 岁。因"右下肢不适 3 个多月，右臀部疼痛 10 多天"就诊。3 个多月（孕后 6 月余）出现右下肢紧绷感，容易抽筋，未作特殊处理。就诊10多天前顺产一男婴后出现右臀部疼痛，为持续胀痛，不影响活动，未予处理，3～4天后疼痛加剧，为酸软痛，腰部及下肢活动后疼痛加剧，呈刀割样，可放射至右下肢，影响行走及翻身。检查患者发现：仰卧挺腹试验（＋），骨盆分离挤压试验（＋），双"4"字征（＋），右腹股沟区压痛，并右臀部放射痛。右骶髂关节压痛。翻身困难，双下肢活动受限（右臀部及右骶髂关节、右髋关节放射痛）。抽血检查：CRP：110mg/L（＜5）；ESR：106mm/L（＜20）；HLA-B27（＋）。骨盆 X 线片骶髂关节 MRI 都报告右侧骶髂关节。

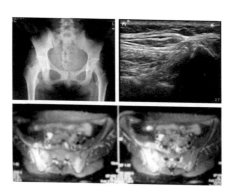

患者骶髂关节 MRI 报告：右侧骶髂关节炎

诊断考虑"骶髂关节炎，强直性脊柱炎待排除"给予镇痛药物：莫比可（消炎镇痛药物）＋曲马多，在超声引导下行骶髂关节镇痛液靶点注射后疼痛完全缓解，追踪观察 1 年疼痛无复发，复查骶髂关节 MRI 提示骶髂关节炎吸收好转。嘱患者继续追踪观察。

全国疼痛科女医师帮助您

	姓名	单位	地址
广东	卢振和	广州医科大学附属第二医院	广东省广州市海珠区昌岗东路 250 号
	何雁冰	广州医科大学附属第二医院	广东省广州市海珠区昌岗东路 250 号
	王小平	暨南大学附属第一医院	广东省广州市天河区黄埔大道西 613 号
	魏迫桂	广东省人民医院	广东省广州市越秀区惠福西路 123 号
	孙承红	广州医科大学附属第三医院北院	广东省广州市荔湾区荔湾路 35 号
	刘纪文	深圳市第四人民医院	广东省深圳市福田区深南中路 3025 号
	邹冬玲	广东省清远市人民医院	广东省清远市新城区银泉南路
海南	刘琳	海南省海口市第四人民医院	海南省海口市琼山区府城镇新城路 1 号
北京	冯艺	北京大学人民医院	北京市西城区西直门南大街 11 号
	刘红兵	首都医科大学附属北京天坛医院	北京市东城区天坛西里 6 号
	陶蔚	首都医科大学宣武医院	北京市西城区长椿街 45 号
	赵英	卫生部北京医院	北京市东城区东单大华路 1 号
	司马蕾	中日友好医院	北京市朝阳区樱花东路 2 号
天津	史可梅	天津医科大学第二医院	天津市河西区平江道 23 号

	姓名	单位	地址
山西	薛朝霞	山西医科大学第一医院	山西省太原市迎泽区解放南路 85 号
	张飞娥	长治医学院附属和平医院	山西省长治市城区延安南路 110 号
浙江	严敏	浙江大学医学院附属第二医院	浙江省杭州市上城区解放路 89 号
	冯智英	浙江大学医学院附属第一医院	浙江省杭州市上城区庆春路 79 号
山东	傅志俭	山东省立医院	山东省济南市槐荫区经五路 324 号
	于灵芝	山东大学附属济南市中心医院	山东省济南市历下区解放路 105 号
	王敏	山东枣庄市立医院	山东省枣庄市市中区龙头中路
	于俊敏	青岛大学附属医院	山东省青岛市五台山路 1677 号
江苏	陆丽娟	南京大学医学院附属鼓楼医院	江苏省南京市鼓楼区中山路 321 号
	贾宏彬	南京军区南京总医院	江苏省南京市白下区中山东路 305 号
	金晓红	苏州大学附属第一医院	江苏省苏州市沧浪区十梓街 188 号
	申文	徐州医学院附属医院	江苏省徐州市泉山区淮海西路 99 号
	荣雪芹	徐州矿务集团总院	江苏省徐州市泉山区煤建路 32 号
上海	刘丽丽	上海市曲阳医院	上海市虹口区玉田路 333 号
江西	王晓英	江西省九江市第一人民医院	江西省九江市浔阳区塔岭南路 48 号
	顾丽丽	南昌大学第一附属医院	江西省南昌市东湖区永外正街 17 号
湖北	王云霞	湖北省中山医院	湖北省武汉市硚口区中山大道 26 号
	张小铭	华中科技大学协和医院	湖北省武汉市江汉区解放大道 1277 号
	周伶	武汉市普爱（骨科）医院	湖北省武汉市桥口区解放大道 76 号（古田三路）

续表

	姓名	单位	地址
湖南	鄢健勤	中南大学湘雅医学院第一附属医院	湖南省长沙市开福区湘雅路 87 号
贵州	王林	贵州医科大学附属医院	贵州省贵阳市云岩区贵医街 28 号
	李瑛	贵州省遵义医学院附院	贵州省遵义市汇川区大连路 149 号
四川	刘慧	四川大学华西医院	四川省成都市武侯区国学巷 37 号
云南	张小梅	昆明医科大学第一附属医院	云南省昆明市五华区西昌路 295 号
重庆	杨晓秋	重庆医科大学附属第一医院	重庆市渝中区袁家岗友谊路 1 号
	郭晓丽	第三军医大学第三附属医院	重庆市渝中区长江支路 10 号
	石英	第三军医大学附属西南医院	重庆市沙坪坝区高滩岩正街 29 号
新疆	李亦梅	新疆医科大学第一附属医院	新疆乌鲁木齐市新市区鲤鱼山南路 137 号
	吴玉莲	新疆维吾尔自治区人民医院	新疆乌鲁木齐市天池路 91 号
	张少勇	新疆生产建设兵团医院	新疆乌鲁木齐市青年路 232 号
	常玉华	新疆巴州人民医院	新疆库尔勒市人民东路 56 号
吉林	刘娜	吉林省人民医院	吉林省长春市朝阳区工农大路 1183 号
辽宁	崔文瑶	中国医科大学附属第一医院	辽宁省沈阳市和平区南京北街 155 号